H. MOURETTE

ANCIEN INTERNE DES HÔPITAUX DE PARIS

ESSAI

SUR LE

LAVAGE DU SANG

PARIS

H. JOUVE, ÉDITEUR,

15, RUE RACINE, 15

1896

ESSAI

SUR LE LAVAGE DU SANG

H. MOURETTE

ANCIEN INTERNE DES HÔPITAUX DE PARIS

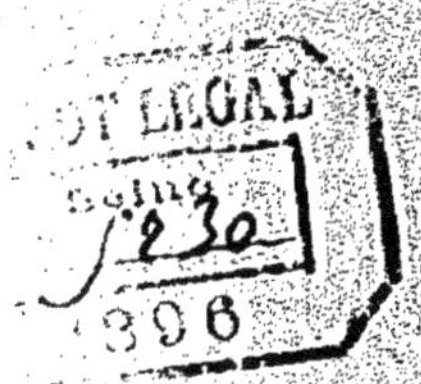

ESSAI

SUR LE

LAVAGE DU SANG

PARIS

H. JOUVE, ÉDITEUR,

15, RUE RACINE, 15

1896

ESSAI SUR LE LAVAGE DU SANG

INTRODUCTION

Nous avons eu l'honneur d'être deux ans l'externe puis l'interne de M. le professeur Bouchard ; non content de nous faire profiter de son enseignement si rigoureusement scientifique, M. Bouchard, en toutes circonstances, nous a témoigné un intérêt dont nous ne saurions assez le remercier. Qu'il veuille bien accepter, quoiqu'indigne de lui, l'hommage de ce travail.

Nous avons eu le bonheur, au début de nos études, d'avoir comme internes MM. Widal et Delbet, aujourd'hui tous deux professeurs agrégés. Nous leur devons beaucoup, à M. Widal qui nous a appris la clinique médicale et initié à la bactériologie ; à M. Delbet qui, suppléant le regretté Dr Nicaise dont nous étions l'interne, a bien voulu nous faire exécuter les grandes opérations abdominales. C'est sur leurs conseils que nous avons entrepris ce travail.

M. Lepage dont nous avons été l'interne à la maternité de Saint-Louis nous a rendu un grand service en nous apprenant et nous laissant exécuter les interventions obstétricales ; nous l'en remercions vivement.

Nous avons encore été l'interne de M. Brun, aux Enfants-Malades, de M. Campenon à Broussais. Nous nous souviendrons des excellents conseils cliniques qu'ils ont bien voulu nous donner.

Qu'on nous permette enfin de remercier nos autres maîtres dans les hôpitaux, MM. Charrin, Legendre, Beurnier, Vaquez.

En ce qui concerne la division de ce travail, nous étudierons, après avoir dit quelques mots d'historique, la physiologie, le manuel opératoire, les effets, indications et contre-indications des grandes injections salines par lesquelles se pratique le lavage du sang.

HISTORIQUE

Peu de temps après la découverte de Guillaume Harvey, les partisans de la doctrine nouvelle crurent trouver dans la circulation une voie rapide et certaine pour administrer médicaments et contre-poisons. Christ Wren, Bayle, injectent quelques médicaments dans les veines d'un chien, voire même dans celles d'un individu, condamné à mort. On cherche à introduire un sang plus vivifiant, et la transfusion proposée dès 1636 par de Coke, semble recevoir quelques applications d'ailleurs rudimentaires.

L'enthousiasme ne connait bientôt plus de bornes, et les savants de l'époque ne parlent de rien moins que d'infuser aux rois la sagesse par la voie veineuse.

Cette médication merveilleuse supprime entre époux l'incompatibilité d'humeur, donne l'intelligence à l'idiot, la bonté aux méchants, c'est la panacée universelle. Cette panacée ne dure d'ailleurs que peu de temps et devant les accidents causés par cette médication un peu hardie pour l'époque, la cour de Rome l'interdit dans les pays catholiques, et le Chatelet envoie en prison quiconque la pratiquera dans le royaume de France.

Les transfuseurs se tiennent coi pendant un bon siècle, et nous les voyons réapparaître avec Régnaudot en 1777 et avec Blundel.

Ce dernier pratique chez une accouchée une transfusion pour hémorrhagie et la sauve.

Au sang qui jusqu'alors était seul injecté, Hermann de Moscou substitue l'eau, et son collaborateur Gœnichen y ajoute le sel. Les résultats furent médiocres et le D' Lotta qui essaye l'injection saline, voit survenir, paraît-il, des vomissements qui la lui font délaisser. Cependant Dupuytren, Magendie, font de nouveaux essais, et en 1855, les injections intra-veineuses utilisées dans le choléra ont un retentissement considérable.

La méthode ne pouvait se généraliser ; comment demander aux chirurgiens qui, perpétuellement, de crainte d'infection, tremblaient d'ouvrir une veine, de porter leurs instruments dans ces mêmes vaisseaux. Néanmoins, les expériences se multiplièrent dans les laboratoires ; en France, M. Vianet fait paraître sur les injections veineuses une très intéressante étude (1875) ; Schwartz de Halle donne en 1881 un travail rigoureusement scientifique et propose nettement l'injection d'eau minéralisée qu'il appelle sérum artificiel, croyant, d'ailleurs bien à tort, sa solution presque identique au sérum animal. Nous entrons alors dans la période récente, l'antisepsie a fait son apparition : M. Bouchard applique en 1884 l'injection intraveineuse aux cholériques. En 1888, MM. Dastre et Loye publient de nouvelles recherches. M. Delbet en 1889 apporte de nouvelles expériences.

Les injections massives entrent dans la pratique ; par elles sont traitées hémorrhagies et infections, les observations de MM. Porak, Lejars, Jayle, Delbet, Tuffier, Michaux, Monod, Routier montrent leur utilité.

Elles sont, aujourd'hui, admises, croyons-nous, par la grande majorité du corps médical des hôpitaux de Paris.

PHYSIOLOGIE

Nous diviserons ce chapitre en trois parties: 1° Physiologie des injections salines à 7 o/ooo chez l'animal sain ; 2° dans les cas de grandes hémorrhagies et d'anémie ; 3° dans les infections.

Physiologie chez l'animal sain. — Il nous faut tout d'abord établir l'innocuité de ces injections. Cette démonstration fut faite d'une manière très nette en 1888 par MM. Dastre et Loye. Ces auteurs expérimentant sur diverses sortes d'animaux (chiens, lapins et cobayes) réussirent à leur injecter en vingt-quatre heures des quantités considérables d'eau salée. Dans certains cas cette quantité s'éleva jusqu'aux 2/3 du poids de l'animal, sans que celui-ci fut incommodé du fait de cette masse énorme injectée dans ses veines. Nous disons du fait de cette masse, mais non de la rapidité avec laquelle est poussée l'injection. En effet, si cette dernière est trop rapide, on peut voir apparaître des hémorrhagies pulmonaires et péritonéales quelquefois mortelles ; aussi MM. Dastre et Loye déterminèrent-ils la vitesse maxima à laquelle aucun accident n'est à craindre. Cette vitesse, qu'ils dénommèrent vitesse toxique, fut fixée à 3 centimètres cubes par minute, et par kilogramme d'animal; chiffre important à retenir, et que nous ne devrons jamais dépasser dans nos applications thérapeutiques. Ainsi les injections *salines* intra-veineuses sont inoffensives, mais bien plus elles seules sont sans danger. Si, en effet, on veut remplacer ces solutions par l'eau distillée, à dose relativement faible, 20 centimètres cubes par kilogramme, on provoque la mort de l'animal. Ce fait montré pour la première fois par M. Bouchard a été de nouveau mis en lumière par MM. Bosc et Wedel. L'eau ordinaire non distillée, semblerait il est vrai avoir des propriétés moins nocives, à tel point que dans des cas urgents, Bosc et Wedel conseillent, faute de mieux, d'y avoir recours. Néanmoins c'est la solution minéralisée qui réduit au minimum les altérations des éléments figurés du sang. Ces altérations pour ne se révéler qu'à l'examen microscopique n'en sont pas moins appréciables ainsi que le montre l'expérience suivante due à MM. Delbet et Vaquez.

EXPÉRIENCE I. — On prend un chien de 9 kilog. 600. On injecte un litre de la solution saline; l'animal pendant l'injection urine 218 grammes. Avant l'injection le nombre des globules rouges était de 4.000.000 par millimètre cube, il tombe à 3.650.000 après. Cette diminution est probablement due à la dilution sanguine car on ne trouve pas d'éléments en voie de destruction; par contre on constate sur les préparations sèches que la plupart des globules rouges sont déjà crénelés, et un grand nombre fragmentés ; de plus le diamètre moyen des globules qui avant l'injection était de 7 µ, 11, atteint 7 µ, 76; quelques-uns d'entre eux présentent même des dimensions très notablement exagérées. Les globules blancs ne semblent pas altérés, les réactions des divers éléments du sang aux matières colorantes, notamment à l'éosine et à l'hématéine, sont conservées. En résumé, le lavage semble déterminer un accroissement manifeste du volume globulaire, en même temps qu'une fragmentation plus rapide sur les préparations sèches.

Ces altérations avaient conduit M. Malassez à rechercher, si en changeant le titre de la solution, il n'arriverait pas à les supprimer, ou tout au moins à les atténuer.

Il put constater qu'en augmentant le titre de la solution on obtenait un agrandissement de diamètre et une diminution d'épaisseur.

Enfin les solutions voisines de 1 o/o conservent mieux les formes et les dimensions des globules. Ces solutions à 1 o/o n'ont, d'ailleurs, jamais été employées en thérapeutique.

En résumé, les altérations globulaires sont avec la solution à 7/ooo peu importantes; et pour ainsi dire négligeables.

Les expérimentateurs se sont demandés si, dans ces solutions, il ne serait pas préférable d'associer à d'autres sels le chlorure de sodium, et d'obtenir ainsi un liquide se rapprochant davantage du sérum sanguin.

De là, sont nées diverses préparations connues, bien à tort, sous le nom de sérums artificiels, nom sous lequel fut également englobée la simple solution salée. On ne saurait trop rejeter le nom de sérum appliqué à ces liquides minéralisés. Le véritable sérum contient, en outre, des ferments, de la sérine, des albuminoses toxiques, des diastases, et surtout produit des effets toxiques qui rendraient impossible son injection à fortes doses. Disons simplement que les sérums artificiels contenaient, pour la plupart, quelques grammes de sulfate de soude en plus du NaCl; qu'ils sont, à l'heure actuelle, en voie de disparition, la plupart des expérimentateurs ayant reconnu, avec MM. Dastre, Delbet, Charrin et Vedel, leur peu d'importance, et admettant le chlorure de sodium égal, sinon supérieur, à ces solutions composées. Il faut savoir, toutefois, qu'au cas bien improbable où l'on n'aurait pas sous la main de chlorure, on pourrait, ainsi que l'a montré M. Mayet, remplacer ce sel par le bicarbonate, le sulfate ou le phosphate de soude, voire même le sulfate de magnésie.

En résumé, si l'addition d'un autre sel ne modifie en rien les résultats, la préparation de chlorure de sodium à 7 o/ooo reste de beaucoup la solution de choix.

La pénétration dans le système vasculaire d'une masse de liquide parfois égale au volume du sang devait, *a priori*, amener des modifications de pression. C'est ce qu'a recherché Delbet dans les expériences suivantes :

EXPÉRIENCE II. — 26 mai 1896.

Chien de 28 kilos 800 gr. Manomètre dans la fémorale gauche, injecté avec une solution à 7 pour 1000 de chlorure de sodium et de sulfate de soude.

L'injection commence à 4 h. 30. — A 4 h. 35 deux cents centimètres cubes, la pression reste la même. — 4 h. 38 caillot dans l'artère, on applique l'appareil à l'antre fémorale. —4 h. 51 l'expérience reprend. 4 h. 54, en tout sont injectés 400 centimètres cubes, 4 h. 58 en tout 675, 5 heures en tout 700 ; un nouveau caillot arrête l'expérience. 5 h. 10 l'expérience reprend, en tout sont passés 1150 grammes. 5 h. 14 nouveau caillot, l'expérience reprend de suite. 5 h. 20, 1500 grammes de liquide.

La pression ne s'est pas élevée jusqu'ici. 5 h. 27 : 1700 grammes de solution en tout, la pression s'élève très légèrement à peine de trois ou quatre millimètres ; 5 h. 33, 1950 grammes ; 5 h. 37, 2200 grammes ; 5 h. 45, 2800 ; 5 h. 46, 3000 ; 5 h. 47, 3100 ; 5 h. 48, 3200 grammes. On arrête l'injection, la pression est restée la même depuis 5 h. 27.

On saigne l'animal à 5 h. 51, et on a retiré à 5 h. 53, 570 grammes de sang (la pression ne bouge pas), à 5 h. 55, 770 grammes en tout (là pression baisse), à 5 h. 57, 800 grammes ; à 6 h. 910 et à 6 h. 1, 1015 grammes. *La pression a baissé* d'environ quatre centimètres.

Arrêt de la saignée et reprise de l'injection saline à 6 h. 2. A 6 h. 4, 125 grammes de solution, la pression remonte ; on porte la quantité de solution à 250 grammes à 6 h. 6 ; 300 grammes à 6 h. 7 ; 400 à 6 h. 8 ; 500 à 6 h. 10 ; 650 à 6 h. 13 ; on arrête à 6 h. 14 l'injection, la pression est redevenue normale.

Reprise de la saignée à 6 h. 15. On a retiré 215 grammes de sang à 6 h. 16, 285 à 6 h. 20 ; 375 à 6 h. 22 ; 485 à 6 h. 25. On remarque que le sang se coagule en moins d'une minute ; la pression a baissé de cinq centimètres. On ne fait pas de lavages, jusqu'à 6 h. 34 la pression est restée la même.

A ce moment on reprend le lavage et on fait passer à 6 h. 36 250 grammes, à 6 h. 38, 550 grammes, la pression remonte, et arrive à 6 h. 40 à la totalité de 750 grammes, la pression est redevenue normale et l'expérience prend fin. Suture des plaies.

On a injecté en tout 4600 grammes de solution, et retiré 1500 grammes de sang.

EXPÉRIENCE III (Voir fig. 1). — Chien de 27 kilogrammes chloroformé. Manomètre dans la fémorale.

Fig. 1.

Voir expérience 3. — Lire de droite à gauche. La pression sanguine abaissée par une saignée de 850 gr. est relevée par un lavage de 500 gr.

A 4 h.54 introduction de la canule dans la fémorale, la pression absolue qui est alors de 9 centimètres monte à 12 h. 5, à 4 h. 56.

A 5 h. 1 saignée de 100 grammes, à 5 h. 2, saignée de 120 grammes. La pression ne baisse pas.

A 5 h. 3, saignée de 130 grammes, la pression a baissé. 5 h. 4, saignée de 100 grammes. La pression baisse, 5 h. 5, 100 grammes, 5 h. 6, 120 grammes, la pression baisse toujours; 5 h. 7, 100 grammes. 5 h. 8, 100 grammes. La pression baisse toujours. La pression absolue est à peine de 6 centimètres.

A 5 h. 11 la pression ayant encore baissé, et les oscillations étant très petites on commence le lavage ; à 5 h. 13, 50 grammes de solution sont passés, on est alors obligé de mettre la canule dans l'autre fémorale par suite d'un caillot ; à 5 h. 24, il est passé 500 grammes de solution, la pression est presque normale ; la pression absolue est de 12 centimètres.

A 5 h. 28, 650 grammes de sérum sont passés ; à 5 h. 31, la pression absolue est de 13 centimètres. A 5 h. 35, 870 grammes de solution sont passés, c'est exactement la quantité de sang enlevé ; la pression est normale, on arrête le lavage.

On pratique de nouveau les saignées suivantes : A 5 h. 37. 100 grammes. 5 h. 38, 100 grammes, la pression baisse. 5 h. 39, 110 grammes, la pression baisse. 5 h. 40, 120 grammes. 5 h. 41, 150 grammes. 5 h. 42, 120 grammes. 5 h. 44, 100 grammes qui commencent à se coaguler rapidement. 5 h. 45, 100 grammes, la pression baisse. 5 h. 45, 30", 200 grammes qui se coagulent instantanément. 5 h. 46, 100 grammes, la pression baisse. 5 h. 47, 80 grammes. On arrête la saignée et on reprend l'injection salée à 5 h. 49.

A 5 h. 54, 375 grammes de solution sont passés ; la pression est remontée, mais le chien est en tétanos : arrêt de la respiration, contraction complète de tous les organes ; la pression, immédiatement après cette brusque montée, redescend. A 5 h. 58 la respiration reprend, saccadée, 500 grammes de solution sont passés. A 6 heures la respiration cesse de nouveau. Tractions de la langue, respiration artificielle ; à 6 h. 1, 650 grammes sont passés, on arrête l'expérience. Mort. En somme on a injecté 1520 grammes de solution et retiré 2050 grammes de sang. À l'autopsie pas de liquide dans les séreuses. la plèvre et le péritoine. Le cœur est très dilaté, la vessie est pleine.

Ces deux expériences nous montrent deux choses : 1° L'injection n'augmente pas la pression dans le système vasculaire quand cette pression est normale ; 2° Si cette pression est abaissée elle est ramenée par l'injection à la normale qu'elle ne dépassera pas ; même si la quantité de liquide injecté est supérieure à celle du sang soustrait à l'organisme.

Par quel mécanisme s'établit la régulation de la pression sanguine ? Est-elle sous l'influence du pneumogastrique ? C'est ce qu'a cherché Delbet dans une nouvelle série d'expériences. Bien que n'ayant pas donné de résultats positifs, nous rapporterons ces expérimentations qui à plus d'un titre nous paraissent dignes d'intérêt.

Le principe est le suivant : paralyser par l'atropine le nerf vague, et pratiquer en étudiant les pressions, saignées et lavages.

EXPÉRIENCE IV. — Chien de 39 kilog. Chloroformé.

À 5 h. 04, injection dans le tissu cellulaire de 39 milligrammes d'atropomorphine. — 5 h. 00 température 39,5. — 5 h. 10 la pression monte, accélération des battements du cœur. — 5h. 12 température 39,9. — 5 h. 17 la pression augmente. — 5 h. 21 température 39,6. — 5 h. 24 changement du flotteur. — 5 h. 25 température 39,9. — 5 h. 30 les battements cardiaques s'accélèrent encore. — 5 h. 33 température 39,5. — 5 h. 35 on commence le lavage, température 40,2. — 5 h. 42 la pression monte un peu, mais le tracé diminue de hauteur. — 5 h. 44 température 40. Il est passé 225 grammes de solution. — 5 h. 47 pression absolue est de 17 cent. — 5 h. 48 en tout 400 grammes de sérum. — 5 h. 59 on change le flotteur. Température 39,9. — 6 h. 01 800 grammes de solution. — 6 h. 06, 1,000 grammes en tout. — 6 h. 14, 1,400 grammes. — 6 h. 15 température 39,4. — 6 h. 16 1,500 grammes de solution ont été injectés. — A 6 h. 17 on saigne l'animal de 500 grammes. — A 6 h. 19 les oscillations du tracé deviennent plus grandes. — A 6 h. 20 saignée de 100 gr. — A 6 h. 21 nouvelle saignée de 120 gr., la pression faiblit un peu. — A 6 h. 22 saignée de 100 gr. — A 6 h. 24 saignée de 100 grammes, la pression s'abaisse. — A 6 h. 26 saignée de 80 gr., la pression absolue est de 8 cent., les oscillations sont très faibles (Le sang retiré par les saignées s'est coagulé très rapidement). On reprend le lavage à 6 h. 29 et à 6 h. 34, 250 gr. de sérum sont passés, la pression remonte beaucoup. — A 6 h. 36 350 gr. de sérum sont passés, arrêt du lavage, pression normale. — A 6 h. 37 la pression diminue, l'animal étant resté une minute sans lavage. Ce dernier est repris à 6 h. 43 et à 6 h. 44, 100 grammes de solution sont passés. Température 39,4. — A 6 h. 48 300 gr. de sérum sont passés, la pression est redevenue normale. — A 6 h. 53, 500 gr. de sérum sont passés, l'expérience prend fin. La température est de 39°. Le chien a excrété pendant l'expérience 1,100 gr. d'urine. On lui a retiré 1,000 cent. cubes de sang et injecté 2,350 gr. de solution salée.

Cette expérience nous prouve : 1° Que la régulation de la pression sanguine n'est pas sous l'influence du nerf vague; 2° Que dans les cas où la pression est surélevée artificiellement, le lavage n'augmente pas cette pression, d'où possibilité d'appliquer cette méthode au traitement de l'éclampsie où la pression est surélevée.

EXPÉRIENCE V. — P. 2. Chien de 31 kilogrammes ayant reçu

avant l'expérience 31 milligrammes de sulfate d'atropine en injection hypodermique.

Chloroformé seulement au début de l'expérience. On introduit à 6 h. 28 la canule dans la fémorale, le tracé reproduit l'accélération atropinique. A 6 h. 36 on commence le lavage et on cesse le chloroforme. 300 grammes de solution sont passés à 6 h. 4,

Fig. 2.

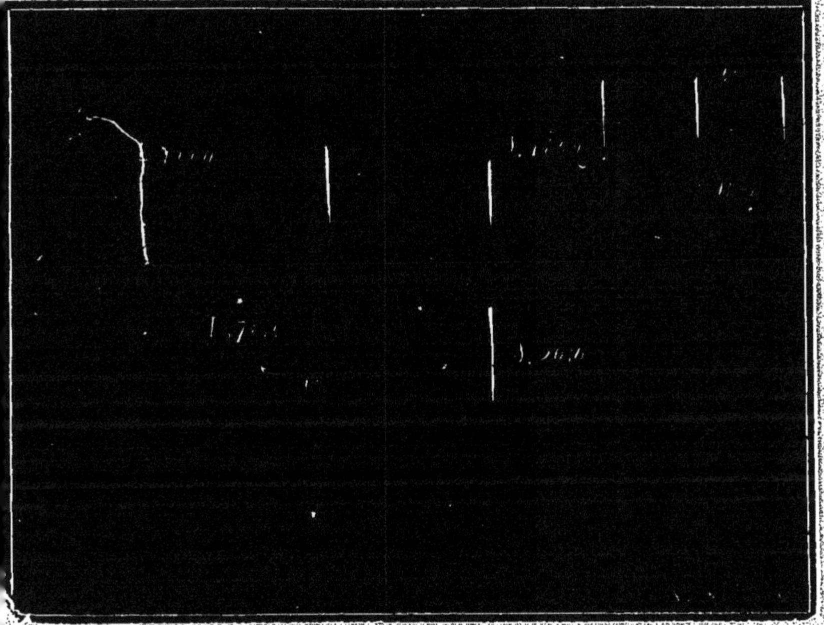

experience 5. — Lire de droite à gauche. Chez un chien atropinisé et ayant reçu 400 gr. de sérum, la pression baisse peu malgré une saignée de 1800 gr., elle baisse avec une saignée de 20 + 30 gr. et est relevée par une injection de 1000 gr.

—500 grammes à 6 h. 45 — 1000 grammes à 6 h. 55. La pression absolue est de 14 centimètres, on arrête le lavage.

On retire à 6 h. 57, 100 grammes de sang, la pression ne bouge pas, à 6 h. 58, 100 autres grammes, à 6 h. 59 100 autres grammes. La pression ne bouge pas, on saigne de nouveau de 100 grammes à 7 heures, de 100 à 7 h. 30" — de 100 à 7 h. 1 — de 100 à 7 h. 1,30" — la pression ne bouge toujours pas, on continue et à 7 h. 2 on a retiré 300 autres grammes de sang. Le chien a de l'agitation atropinique, mais la pression ne baisse pas. La saignée continue et à 7 h. 5 on a obtenu 250 autres grammes sans influencer le manomètre. On continue à saigner et on retire 100 grammes de sang à 7 h. 5,30" — 120 à 7 h. 6 — 130 à 7 h. 7 — 100 à 7 h. 9.

A ce moment la pression baisse un peu, mais on vient pour la première fois depuis le début de l'expérience de redonner un peu de chloroforme, qu'on cesse presque aussitôt. On retire encore à 7 h. 10, 120 grammes de sang, la pression reste basse malgré la cessation du chloroforme.

On cesse la saignée et on reprend le lavage à 7 h. 14, à 7 h. 17, 350 grammes de solution sont passés, la pression remonte à 7 h. 21, 550 grammes de solution sont passés, la pression monte; température 37,6. A 7 h. 31, 1000 grammes de solution sont passés, la pression a encore un peu monté. L'expérience prend fin, on sacrifie l'animal.

Le chien a un peu uriné pendant l'expérience, mais la vessie contient beaucoup d'urine, pas de liquide dans les séreuses; on a retiré 2020 grammes de sang et injecté 2000 grammes de solution salée.

Cette expérience confirme la précédente, elle nous montre un fait très curieux, à savoir le maintien de la pression malgré une saignée de 1800 grammes. Ce phénomène, dû très vraisemblablement à l'atropine, mérite d'être signalé, bien que n'intéressant pas directement notre sujet.

Dans l'expérience suivante, on a essayé de maintenir

la pression élevée en injectant dans le tissu cellulaire de l'antipyrine ; et de vérifier si le lavage ne surélèverait pas cette pression.

EXPÉRIENCE VI. — Chien de 20 kilos 200 grammes chloroformé ; la canule du manomètre est placée dans la fémorale, on injecte dans le tissu cellulaire 6 grammes d'antipyrine et 4 centigrammes de morphine. L'expérience commence à 5 h. 30, malgré l'antipyrine la pression baisse très légèrement, on cesse le chloroforme dès que le chien est endormi. En introduisant le canule du laveur dans la veine fémorale une hémorrhagie de 100 grammes environ se produit. La pression a baissé depuis le début de l'expérience lorsqu'à 6 h. 20 on commence le lavage du sang. Pour 6 h. 40,580 grammes de solution ont été injectés, le tracé se relève un peu et lorsqu'à 7 heures un litre est passé il est revenu à peu près à la normale, sans d'ailleurs la dépasser. C'est une dernière preuve que l'injection intra-veineuse n'augmente pas la tension artérielle.

En résumé, chez l'animal sain le lavage par la solution salée est inoffensif ; altère peu les globules du sang, ne surélève jamais la tension artérielle, mais la ramène à la normale quand elle est abaissée, et ainsi que l'avaient déjà montré Schwartz de Halle, Dastre et Delbet, l'organisme se comporte comme un vase poreux rendant par l'urine une grande partie de l'injection, et éliminant le surplus par l'intestin, la bouche et la peau sous forme de diarrhée, salivation et sueurs. Il se produit un véritable lavage de l'organisme dont nous allons retrouver tous les phénomènes à la physiologie pathologique et dans nos observations.

Effets des injections dans les grandes hémorrhagies.

Quand un animal succombe par hémorrhagie il y a encore dans son organisme une quantité de sang suffisante pour le rappeler à la vie si ce sang peut circuler.

Schwartz de Halle prouve ce fait de la façon suivante : il prend deux séries d'animaux, leur enlève les 2/3 de leur sang ; à la première série il pratique l'injection salée, les animaux guérissent ; à la seconde il se contente d'arrêter l'hémorrhagie, les animaux meurent. Il est probable que la mort, dans ce cas, survient comme l'a dit Harrocks, par le cœur ; par suite de la chute de la pression sanguine, et nous avons vu précisément que l'injection relevait cette pression. Nous n'insisterons pas sur les conséquences thérapeutiques de cette expérience.

On pourrait craindre dans certains cas d'hémorrhagies internes ; par exemple dans les hémorrhagies intestinales de la fièvre typhoïde, que la pression sanguine se relevant du fait de l'injection ne reproduise la perte de sang. Heureusement les injections salines ont un pouvoir coagulant très net. Dans nos expériences précédentes la rapidité de coagulation du sang extrait chez les chiens lavés nous avait surpris ; ce fait était déjà mentionné par M. Hayem qui injectant à un jeune chien la vingt-quatrième partie de son poids de solution physiologique, avait en huit minutes obtenu dans la veine jugulaire préalablement liée, un début de coagulation. Au bout d'un quart d'heure le caillot occupait toute la longueur du segment veineux.

Ces deux propriétés nous rendront les injections salines précieuses dans les hémorrhagies.

Effets des injections dans les infections.

Quand en un point de notre corps se développe un germe morbide, les substances toxiques par lui secrétées se répandent dans nos humeurs, attaquent nos organes, et, dans bien des cas, produisent des lésions plus ou moins considérables, parfois mortelles, de telle sorte que le microorganisme, peu dangereux par lui-même, devient redoutable par ses sécrétions. Le sang est le véhicule de ces toxines morbigènes; aussi, tandis qu'une thérapeutique antiseptique s'attaquait au microbe, a-t-on cherché par une thérapeutique antitoxique à débarrasser l'organisme de ses produits. Bien plus, M. Bouchard, après avoir mis en lumière les faits précédents, a encore montré qu'une fois libéré de ces toxines qui l'altèrent, notre organisme réagit contre le bacille lui-même et a d'autant plus de chances de le détruire.

Enlever par le lavage ces poisons au sang, c'est ce qu'a voulu faire l'injection massive de solution saline.

Voulant rechercher, à la suite de résultats thérapeutiques heureux, comment le lavage peut favoriser l'élimination des poisons, M. Pierre Delbet fit les expériences suivantes: Il prit un poison, la strychnine, dont les manifestations pouvaient être suivies pas à pas, et l'injecta à des chiens; en même temps, il pratiqua le lavage du sang. Nous rapportons ces expériences. Les deux premières ont trait à des animaux témoins et par conséquent non lavés.

Expérience VII. — Chien de 11 kg. 500 gr., à qui on injecte sous la peau 4 cc. 60 d'une solution de sulfate de strychnine à 1/1000, soit 0,00060 par kilog. A 4 h. 29, on fait l'injection sous-cutanée; l'animal est pris à 4 h. 49 de raideur du train de derrière et presque immédiatement de convulsions survenant toutes les minutes jusqu'à 4 h. 46. A ce moment, il se met debout, mais il est repris de convulsions à 4 h. 53, a une période d'apnée d'une minute, et est pris ensuite de convulsions subintrantes. A 5 heures, son état s'améliore, il bave abondamment et cherche à se lever.

Il est pris de nouvelles convulsions à 5 h. 10, 5 h. 27, 5 h. 35, et ensuite toutes les minutes jusqu'à 5 h. 56. Les attaques ne surviennent plus que toutes les 5 minutes jusqu'à 6 h. 25; elles cessent ensuite. Le lendemain le chien est bien portant.

Expérience VIII. — Chien de 26 kil. 500 gr. ayant reçu 0,011 de sulfate de strychnine en injection hypodermique. Injection à 5 h. 5. Convulsions à 5 h. 22, à 5 h. 27, à 5 h. 37, à 5 h. 55. Le chien se redresse ensuite à 6 h. 7, présente des mouvements volontaires et le lendemain paraît bien portant.

Expérience IX. — Chien de 4 kilog. 300 gram. — A 4 h. 51, injection sous-cutanée de 3 milligr. de sulfate de strychnine; on commence le lavage. Le chien commence à avoir de légères convulsions dans les quatre membres à 5 heures, on les fait apparaître en frappant sur la table d'expérience. A 5 h. 9", les convulsions sont spontanées et se reproduisent toutes les deux minutes jusqu'à 5 h. 37. Le chien présente alors quelques mouvements volontaires. Les convulsions se reproduisent toutes les 5 minutes jusqu'à 6 h. 17, elles diminuent d'intensité, on arrête le lavage et on détache l'animal qui se met à courir, mais les pattes de derrière sont roides. Le chien a reçu 910 grammes de solution en 1 h. 20, a uriné 630 grammes et pèse à la fin de l'expérience 4 kil. 000.

Le surlendemain le chien paraissant complètement guéri, est injecté à la même dose à 5 h. 10, il est pris de convulsions à 5 h. 21. Les convulsions vont en s'aggravant et il meurt à 5 h. 31. Il n'y avait plus eu de lavage.

EXPÉRIENCE X. — Chien de 18 kilogr. — On commence le lavage à 1 h. 6, en même temps on injecte 0 gr. 0115 de sulfate de strychnine, cette injection sous-cutanée se fait en 3 minutes. A 1 h. 19, 600 grammes de sérum sont passés; la première secousse tétanique apparaît à 1 h. 20, les secousses et les convulsions se succèdent ensuite toutes les demi-minutes; à 4 h. 28 la respiration cesse et la mort survient. On constate l'issue *post mortem* de sang par le nez et la gueule. On a injecté 1100 grammes de sérum, et le chien a uriné 70 grammes (une sonde avait été placée dans la vessie). A l'autopsie le poumon gauche et la base du poumon droit étaient très congestionnés.

EXPÉRIENCE XI. — Chien de 25 kilog. injecté à 5 h. 41 avec 0,013 de strychnine, on lave aussitôt. A 5 h. 50 les convulsions apparaissent et surviennent toutes les demi-minutes jusqu'à 6 h. 1. La respiration est accélérée, la température rectale est de 40°. Les convulsions continuent jusqu'à 6 h. 17, et la mort survient par apnée. On a injecté 350 gr. de solution et recueilli 139 grammes d'urine (sonde dans la vessie). Le poumon est très congestionné.

Expérience XII. — Chien de 7 kilos 800 gr. Injecté à 5 h. 55, avec 0,008 de sulf. de strychnine, et lavé immédiatement. Les convulsions apparaissent à 6 h 11, deviennent très fréquentes et le chien meurt à 6 h. 18. Il a reçu 800 cc. de solution et a uriné 108 gr. Les poumons sont congestionnés.

Expérience XIII. — Chien de 22 kilog. injecté à 4 h. 59 avec 0,016 de sulf. de strychnine. On lave immédiatement. Les convulsions apparaissent à 5 h. 4, se renouvellent toutes les minutes jusqu'à 5 h. 28, moment où le chien succombe. Solution injectée, un litre. Urines rendues, 90 grammes, mais malgré la sonde la vessie est pleine. Les poumons sont normaux.

Expérience XIV. — Chien de 18 kilog. Injecté à 4 h. 41 avec 0,009 de sulf. de strychnine ; on commence le lavage en même temps 300 grammes de sérum sont déjà passés quant a 5 heures apparait la première secousse tétanique. Les convulsions se succèdent toutes les minutes jusqu'à 6 h. A ce moment 1400 grammes de sérum ont été injectés. Les convulsions continuent et le chien meurt en apnée à 6 h. 20. On a injecté 1650 gr. de solution et recueilli 315 grammes d'urine. Les poumons sont légèrement congestionnés.

Expérience XV. — Chien de 9 kilogr. 600 grammes. Reçoit à 4 h. 45 en injection hypodermique 0,005 de sulf. de strychnine. On commence en même temps le lavage. Les convulsions apparaissent à 4 h. 46 et se renouvellent toutes les minutes jusqu'à la mort qui survient à 5 h. 21. On a injecté 1000 grammes de solution, le chien a uriné par la sonde 180 grammes. Pas de congestion pulmonaire.

Dans cette série d'expériences nous n'avons pu déceler dans l'urine la trace de la strychnine ; de plus une grenouille injectée avec quelques gouttes d'urine n'a présenté aucun symptôme. A part l'expérience n° 9 qui semble ne pas être défavorable, les autres ont été négatives, nous avons seulement pu constater une diurèse abondante, dans tous nos cas.

M. Delbet avait essayé une nouvelle série d'expériences en injectant à des animaux, chiens, lapins et cobayes, des toxines tétaniques. Malheureusement ces animaux ne présentèrent que des symptômes légers qui ne permirent pas d'expérimenter le lavage.

MM. Dastre et Loye en 1889 lavant le sang dans les infections expérimentales, n'avaient pas obtenu de résultats satisfaisants.

Tout récemment MM. Bosc et Vedel ont été plus heureux. Ils injectent dans les veines d'un chien des cultures de colibacille qui selon la dose entraînent la mort dans un laps de temps variant de 12 à 40 heures. Cette affection est hémorrhagipare, s'accompagne de troubles gastro-intestinaux, de faiblesse du pouls, d'anurie. Dans les cas d'infection moyenne, l'injection précoce préventive empêche le début des accidents et l'animal reste bien portant. Si l'injection est retardée l'animal peut encore guérir, et on note la diurèse, le relèvement de la pression artérielle. Enfin si l'injection est tardive et l'infection grave l'animal éprouve une amélioration passagère, et succombe.

Somme toute, même dans ces dernières expériences les résultats sont beaucoup moins bons que ceux obtenus en médecine humaine. Essayons donc de voir par quels moyens peuvent se faire ces améliorations, mais disons tout d'abord que nous en sommes réduit à des hypothèses sur bien des points.

Peut-on admettre que la solution salée se chargeant des toxines les entraîne dans la vessie ou l'intestin et permette ainsi leur expulsion ? C'est une idée séduisante, mais il faudrait pour cela la solubilité complète de ces poisons, ce qui n'est pas prouvé ; de plus on ne retrouve pas ces toxines dans l'urine des individus ou des animaux lavés. On peut, il est vrai, admettre avec M. Dastre que l'oxydation ou tout autre procédé a rendu ces poisons méconnaissables. Les examens de toxicité urinaire n'ont pas permis d'en constater l'augmentation, ni même de noter l'hyperazoturie. Aussi bien que cette hypothèse soit la plus vraisemblable ne faut-il l'admettre qu'avec une extrême prudence.

Une seconde théorie admet le réveil de la phagocytose par l'injection et explique de ce fait l'amélioration. L'hypertoxicité du sang entraverait l'action des globules blancs, l'eau salée peut-être par simple dilution diminuerait cette toxicité et les leucocytes dont le nombre diminue rapidement dans le sang, iraient agir au foyer de l'infection et y détruire microbes et toxines. Cette hypothèse se base sur un seul fait, la diminution dans le sang après l'injection du nombre des leucocytes. Cette diminution a été vue par Variot, Goix, Israel, Cantacuzène, chez les enfants traités par le sérum antidiphtérique. Il faudrait donc admettre entre les sérums naturels et les solutions salées une certaine analogie d'action.

Quoiqu'il en soit la solution physiologique paraît désintoxiquer l'organisme. Une fois les produits nocifs enlevés, les cellules des divers organes reprennent leurs fonctions et la guérison survient.

Il est naturellement des cas, où par suite, soit de la gravité de l'infection, soit de la faiblesse de l'individu, plusieurs injections sont nécessaires pour amener le retour à la santé, de même il y a des exemples où la solution salée n'a été d'aucune utilité, l'organisme étant trop gravement touché pour réagir.

MANUEL OPERATOIRE

Les injections massives peuvent être faites rapidement dans les veines, plus lentement dans le tissu cellulaire sous-cutané ou les muscles. Si on pique comme le faisait M. Bouchard une aiguille de Pravaz dans la veine, on peut injecter le sérum artificiel, seulement l'aiguille étant forcément de petit calibre, l'absorption n'est pas plus rapide que par l'injection sous-cutanée, c'est pourquoi quand on veut aller vite, on dénude la veine.

L'injection intra-veineuse, si l'on veut dénuder la veine, est une *opération délicate*, exigeant un aide habitué à l'antisepsie.

L'outillage se compose d'une paire de ciseaux, un bistouri, une pince à disséquer, deux pinces hémostatiques, une sonde cannelée, une seringue de Pravaz, enfin un bock muni à son extrémité inférieure d'un tube en caoutchouc de 1 m. 50 terminé par une canule de l'un des trocarts moyens de l'appareil Potain. Le tout est stérilisé. On choisit autant que possible une veine sous-cutanée apparente, de préférence au pli du coude. On aseptise la peau que l'on anesthésie localement à la cocaïne ou au chlorure d'éthyle. On pratique ensuite une incision de 4 à 6 centimètres, on découvre la veine que l'on libère de tous côtés à la sonde cannelée ; il est préférable de passer sous elle un double fil qui nous rendra maître du cours du sang. L'aide soulève par les fils la veine que l'on entame transversalement et dans laquelle on introduit la canule préalablement amorcée.

En élevant plus ou moins le récipient on règle la vitesse de l'injection. Celle-ci une fois terminée, retirer la canule en pinçant le caoutchouc, et avoir soin de ne pas injecter jusqu'à la dernière goutte, de crainte d'envoyer des bulles d'air dans la veine. Ligature et pansement antiseptique pour terminer. Si l'on croit devoir refaire une seconde injection on laisse la plaie ouverte, le même segment veineux pouvant être utilisé plusieurs fois, sinon il faut suturer la peau.

Pour une injection de 1000 grammes l'opération doit durer de 15 à 25 minutes.

Bien plus simple est l'injection sous-cutanée. Un bock muni d'un tube de caoutchouc terminé cette fois par une aiguille du Potain est amplement suffisant. On enfonce l'aiguille préalablement amorcée dans des régions riches en tissu cellulaire (abdomen, cuisse, etc.), à moins qu'on ne préfère piquer dans les masses musculaires de la fesse, puis élevant plus ou moins le bock, on règle le débit. Un litre peut ainsi être absorbé en une heure pour peu que l'on pique en deux ou trois points différents.

Cette manière de faire présente un inconvénient ; pendant cette longue manipulation des poussières peuvent tomber dans le liquide et le contaminer. C'est pourquoi

M. Bouchard a remplacé le récipient ordinaire par un flacon à deux tubulures dont l'une plongeant dans le liquide se continue avec le tube de caoutchouc et forme un véritable siphon ; il suffira pour amorcer ce dernier de souffler dans la première tubulure qui, garnie de ouate à l'intérieur, ne laisse arriver aucune impureté dans la solution. Ce petit appareil est d'une stérilisation très facile, et court très peu de risques d'être contaminé. Quelques opérateurs, entre autres M. Tuffier, conseillent de faire avant l'injection une saignée de 2 à 300 grammes. Bien que des cas heureux aient été publiés nous ne voyons guère l'utilité d'enlever des globules que la solution doit désintoxiquer. Les cas sont encore trop peu nombreux pour juger ce procédé.

Quel que soit le mode d'injection, à mesure que pénètre la solution minéralisée, il se passe dans l'organisme des réactions importantes. Nous devons les étudier dans les cas d'anémie et dans les cas d'infection. Dans les cas d'anémie, à mesure que pénètre la solution, le malade reprend connaissance, le cœur se régularise, les extrémités se réchauffent, rarement apparaît un léger frisson. Cette amélioration presque toujours constante n'est malheureusement pas toujours durable, aussi faut-il recourir à d'autres injections, parfois inefficaces elles aussi.

Beaucoup plus complexes sont les phénomènes observés dans les infections.

Dès que quelques centaines de grammes ont pénétré dans l'organisme, le malade se sent mieux, il parle à l'entourage, la respiration est plus calme, le pouls plus fort. C'est le *stade de bien-être*.

Quelques minutes, quelquefois une demi-heure après l'injection, apparaît un frisson accompagné de sensation de froid, de claquement des dents, d'accélération du pouls. Nous l'appellerons *stade de froid*. Il dure environ un quart d'heure. Alors apparaît une hyperthermie, le thermomètre monte aussi et même plus tant qu'avant l'injection, c'est le *stade de chaleur*. Il ne dure que quelques minutes, car bientôt apparaissent la polyurie et les sueurs (*stade de sueurs*) la température baisse et le malade se sent soulagé et cela pour un temps assez long. C'est le *stade d'amélioration réelle* qui peut se continuer par la guérison.

On observe durant toutes ces périodes quelques phénomènes secondaires, tels que la diarrhée et la salivation, ils semblent dus à l'élimination par la bouche et l'intestin de l'excès de solution salée. Toutes ces réactions se produisent avec l'injection hypodermique, mais elles apparaissent un peu plus lentement et sont un peu moins marquées.

Indications thérapeutiques.

Les injections salines sont indiquées dans tous les cas d'anémie. — Si l'anémie est causée par une hémorrhagie dont on soit maître (comme par exemple une fémorale coupée et prise ensuite dans une pince), c'est à l'injection intra-veineuse qu'il faut avoir recours. Nul danger de voir le sang couler à nouveau sous l'influence d'une pression qui redevient normale. Si au contraire l'hémorrhagie connue dans la fièvre typhoïde est intestinale, ou simplement interne, en tout cas inaccessible aux pinces ou à la compression, on doit selon nous recourir à l'injection hypodermique, qui aura le temps d'agir par son *action coagulante* et ne relèvera la tension artérielle que peu à peu.

Il est autrement difficile de préciser les indications thérapeutiques de l'injection dans les maladies infectieuses. Elles se trouvent indiquées dans les cas graves à température élevée 39° à 40° quel que soit l'organe où évolue la lésion. Le délire, la prostration, la faiblesse de la tension artérielle sans lésion cardiaque, seront autant d'indications. L'inefficacité des autres moyens engagera souvent à recourir aux injections qui dans bien des cas, ont rendu à la vie des moribonds.

Nous avons vu que le sérum artificiel pouvait agir en entraînant par la diurèse les produits toxiques du sang, secrétés par des microbes; mais si ces produits ont été simplement ingérés ou fabriqués par notre organisme pourquoi n'en serait-il pas de même. En d'autres termes pourquoi ne pas traiter pour cette méthode l'urémie, l'éclampsie et les empoisonnements. En ce qui concerne les deux premières des essais ont été faits et non sans succès, tant qu'aux empoisonnements nous ne sachions pas qu'il ait été publié rien de positif à ce sujet, nos expériences avec la strychnine ne sont guère encourageantes. Existe-t-il des contre-indications? On a successivement incriminé les lésions pulmonaires rénales et cardiaques.

Pour le poumon, nous n'avons pas trouvé d'observations mentionnant des accidents mortels de ce côté; nos chiens lavés et soumis à la strychnine présentaient bien de la congestion, mais la strychnine à elle seule produit des lésions œdémateuses du poumon. Les lésions pulmonaires pourraient donc être une indication de la méthode sous-cutanée, mais c'est tout. Elles permettent les grands lavages.

L'eau salée n'étant pas nuisible à l'organisme et provoquant diarrhée et salivation, nous ne voyons pas en quoi une néphrite pourrait la contre-indiquer, le chlorure de sodium a d'ailleurs une toxicité presque négligeable à la dose où il est injecté. Des améliorations obtenues dans l'urémie sont un argument décisif.

Reste la contre-indication cardiaque. Pour cette dernière, un fait précis a été observé par M. Chauffard. Le cœur malade semble supporter difficilement l'injection, aussi est-il plus prudent de n'y point recourir. Ce ne sera qu'en présence d'une infection très grave, s'acheminant rapidement vers une terminaison fatale, qu'il sera permis, malgré la cardiopathie, de faire l'hématokatarsis mais seulement par la voie sous-cutanée.

En résumé, l'anémie et l'infection aiguë demandent à être traitées par le lavage. Les lésions pulmonaires cardiaques rénales, et, comme nous le verrons, certaines maladies graves, doivent faire éliminer l'injection intra-veineuse, mais permettent l'injection sous-cutanée.

OBSERVATIONS

Nous diviserons nos observations en deux séries : dans la première, nous présenterons des cas d'anémie; dans la seconde, des cas d'infection et d'intoxication.

Les observations publiées déjà sont nombreuses, et comme on a bien voulu nous communiquer quelques cas inédits, nous avons choisi ceux qui nous paraissent les plus dignes d'intérêt. Nous ne présenterons que ceux-là, qu'ils soient heureux ou défavorables.

Observations de lavage dans les hémorrhagies.

Les anémies par blessures des vaisseaux, avons-nous dit, sont justiciables au plus haut degré de l'injection intra-veineuse, si on peut lier l'artère coupée. En voici un exemple :

OBSERVATION I

Jayle. *Presse médicale*, 1896.

Un homme de 25 ans se donne un coup de rasoir qui lui sectionne la thyroïdienne supérieure gauche et le cartilage thyroïde. Il tombe en proie à une hémorrhagie abondante, une voiture d'ambulance est mandée à l'hôpital Saint-Louis, et M. Grumberg, attaché au service de l'ambulance, trouve un blessé en état syncopal et que l'on croit mort.

Percevant encore quelques pulsations cardiaques il le ramène à Saint-Louis à 10 heures du soir, le 10 février 1891. Le blessé est inondé de sang, la plaie est le siège d'un suintement sanguin continu. La peau est livide et froide, les yeux éteints, les membres flasques. Le cœur bat très faiblement, le pouls carotidien est perceptible mais incomptable. La respiration est à peu près nulle. Pendant qu'on prépare une injection intra-veineuse, le malade est enveloppé de linges chauds et frictionné avec de l'alcool, on lie la thyroïdienne qui donnait encore un peu ; le cartilage thyroïde n'est pas suturé, l'affrontement se faisant très bien et se maintenant sans fil. Le blessé semble respirer moins mal, mais le pouls est toujours nul, sauf aux carotides et la connaissance ne vient pas. Une injection de 900 grammes de sérum est pratiquée dans la basilique droite. Le pouls reparaît aussitôt, la respiration devient plus ample, le malade revient à lui et cinq minutes après il peut absorber un grog chaud. Les suites furent très simples ; après être resté assez faible pendant trois jours le blessé s'est remonté peu à peu et est sorti complètement guéri.

Voici maintenant quelques cas d'hémorrhagies opératoires.

OBSERVATION II (inédite).

Due à l'obligeance de M. le Dr Ricard.

Le nommé Doublet, âgé de 21 ans, entre le 8 mai 1896 dans le service de M. Ricard à la Charité. Il est porteur d'un polype naso-pharyngien actuellement énorme, et faisant saillie du côté de l'œil gauche qui est atteint d'exophtalmie. L'opération avec résection du maxillaire supérieure fut pratiquée le 22 mai. Elle fut complète mais la perte de sang évaluée à près de deux litres, anémia tellement le malade que l'interne M. Coyon pratiqua, à 3 heures de l'après-midi, une injection intra-veineuse de un litre. Le pouls qui était petit, filiforme, redevint bon; et les pulsations de 180 tombèrent à 90 par minute.

Dans la nuit, à 2 heures du matin, l'état du malade s'était de nouveau aggravé; la température était de 40°, le pouls imperceptible, la face pâle; enfin le malade avait perdu connaissance. M. Coyon pratiqua alors une nouvelle injection de un litre. Presque aussitôt le patient revint à lui, le pouls reparut, la face se colora.

Le lendemain la température tombait à 38°. La faiblesse étant encore assez grande, on fit une troisième injection de 600 gr. de solution salée. Les suites furent excellentes, le malade se remonta peu à peu, et il sortit le 18 juillet 1896 complètement guéri. Ces trois injections avaient été pratiquées dans la veine basilique.

Observation III

Jayle. *Presse médicale*, 1896.

Une femme de 39 ans subit le 11 juillet 1891 l'hystérectomie abdominale totale pour des fibromes utérins multiples. L'opération fut laborieuse; des hémorrhagies multiples et abondantes se produisirent et furent difficilement arrêtées. L'intervention allait cependant être terminée lorsque l'état de la malade commença à devenir inquiétant. On cessa le chloroforme qui durait depuis deux heures. Le ventre put être refermé, mais à ce moment une syncope se produisit. Les injections d'éther, de caféine, ne la ranimèrent que quelques minutes, la respiration s'arrêta de nouveau et, malgré la respiration artificielle, les tractions rythmées de la langue et les inhalations d'oxygène, les battements du cœur diminuèrent de fréquence, et s'éteignirent peu à peu. Bref, au bout de trois quarts d'heure, la malade put être considérée comme morte. Aucun battement cardiaque ne put être perçu à l'auscultation. Une injection intra-veineuse de 1500 grammes fut alors pratiquée. Dès que les 200 premiers grammes eurent pénétré, le cœur recommença à battre, la respiration reparut ensuite, et le pouls devint rapidement perceptible. L'injection terminée, le cœur battait régulièrement, le pouls était fort, la respiration profonde. On laissa une infirmière près de la malade qui continuait à respirer régulièrement. Malheureusement au bout d'une demi-heure la respiration s'arrêta assez brusquement et elle ne put être ramenée à la vie. A l'autopsie, on trouva dans la fosse iliaque gauche, un vaste épanchement sanguin dû à la blessure d'un gros tronc veineux.

Le cas suivant a trait à des hémorrhagies puerpérales :

OBSERVATION IV

Maygrier. Société obstétricale de France. Session de 1896.

Une multipare épuisée par des hémorrhagies successives dues à une insertion vicieuse du placenta fut apportée mourante, dans le service du Dr Maygrier, à Lariboisière. Elle était décolorée et froide, presque sans pouls. Aucun des moyens habituels (chaleur, alcool, caféïne, etc.) n'ayant pu la remonter, on lui injecta dans les veines deux litres de sérum. Immédiatement le pouls reparut, la face se colora et une véritable résurrection s'opéra sous les yeux des assistants. L'accouchement eut lieu, mais une heure et demie après la première injection, le collapsus reparut et la mort redevint imminente. Nouvelle injection de deux litres, qui ranima aussitôt la malade; le soir, comme elle faiblissait de nouveau, elle reçut encore une injection de deux litres, soit en tout six litres. La malade fut alors définitivement remontée et après quelques accidents puerpéraux légers, elle sortit complètement guérie.

Dans le cas suivant il s'agit d'une épistaxis rebelle.

OBSERVATION V

Simon. Thèse de Paris, 1896.

Un individu âgé de 76 ans est amené le 1er octobre 1891 dans le service de M. Gérard-Marchant pour une épistaxis rebelle soignée sans succès par un médecin de la ville, et durant depuis plusieurs heures. L'examen local ne révèle aucune lésion de la pituitaire et on se contente après une irrigation chaude de faire le tamponnement antérieur des fosses nasales avec du coton imprégné d'une solution aqueuse saturée d'antipyrine. L'hémorrhagie semble arrêtée et le malade rentre chez lui ; mais le soir nouvelle épistaxis très abondante, nouvelle visite à l'hôpital où l'interne de garde pratique le tamponnement postérieur. L'hémorrhagie s'arrête et le malade rentre se coucher.

Le 2 octobre au matin, en dépit du tamponnement postérieur, un suintement sanguin se produit. Les tampons sont enlevés, une grande irrigation chaude pratiquée, et le malade renvoyé chez lui avec un tamponnement antérieur.

A 3 heures de l'après-midi, il revient avec une épistaxis extrêmement abondante remplissant en quelques minutes une cuvette de sang pur. En essayant le tamponnement postérieur, une manœuvre maladroite arrache en partie le cornet inférieur, si bien que l'hémorrhagie redouble. Une seconde cuvette est remplie de sang par le malade dont l'état devient très grave. Le pouls est filiforme, la peau froide, une syncope se produit dont on le tire avec peine par les frictions, les tractions de la langue et le décubitus horizontal. Pendant qu'on déshabille le malade pour le coucher, il tombe dans une nouvelle syncope et reste dans un état semi-comateux. La situation paraissant désespérée, une injection intra-veineuse est décidée et prati-quée trente minutes après. La canule est introduite dans la sa-phène au niveau de la malléole interne. Plus de trois litres de sérum sont injectés en douze minutes.

Pendant l'injection, le malade qui était dans un demi-coma avec anesthésie complète se redresse sur son lit, demande à boire, et boit avidement un cordial. A la fin de l'injection, le visage s'est coloré, l'œil est devenu brillant, la voix ferme, la peau se réchauffe, le pouls est plein, l'hémorrhagie est arrêtée. Suture de la plaie au crin de Florence.

Par mesure de précaution, on fait une irrigation chaude des fosses nasales, et comme le liquide sort non teinté de sang on prescrit simplement un peu de quinine (0,50 cent.) et un Todd.

Le malade a eu un peu de subdélire dans la soirée, mais le lendemain, 3 octobre, il est complètement calmé de son agita-tion, l'hémorrhagie ne s'est pas renouvelée, son état est excel-lent, le faciès s'est coloré, une diurèse abondante s'est pro-duite.

Le 4 octobre. — Les forces sont complètement revenues, le malade sur sa demande retourne chez lui. Il revient le 9 octo-bre se faire enlever les points de suture. Il n'a plus eu d'épis-taxis.

On a pu avoir en février 1896 des nouvelles de ce vieillard dont la guérison s'était maintenue. Il avait cependant eu quel-ques mois avant une épistaxis sans gravité.

Le cas suivant est dû à M. le Dr Widal, suppléant M. le professeur Bouchard.

OBSERVATION VI (inédite).

Résumée.

Un typhique âgé de 28 ans, est entré le 28 janvier 1896, salle Curvisart. Cet homme atteint d'une dothiénenthérie grave, fit au vingt-troisième jour de sa fièvre typhoïde une hémorrhagie intestinale tellement abondante que quatre bassins furent remplis de sang. De 40°, la température tomba à 36°,4. Le pouls devint petit, filiforme. Il y eut 112 pulsations a la minute. Le malade est dans un état semi-comateux. On fait dans la journée une injection de 750 grammes de sérum artificiel ; injection faite dans le tissu cellulaire. Ceci se passait le 1 février; le 5, le malade se trouvait mieux, le pouls était plus fort, l'état général meilleur.

Ce malade guérit, l'injection saline semble avoir dans une certaine mesure compensée la perte hémorrhagique.

Hémathocatarsise dans les infections.

Notre seconde série d'observations a trait à des cas d'infection. On sait que chez l'animal préalablement infecté, le lavage du sang a donné des résultats négatifs chez la plupart des expérimentateurs. Bosc et Vedel seuls ont paru atténuer par cette méthode l'infection coli-bacillaire chez le chien. Il ne faut donc pas s'étonner de la lenteur avec laquelle furent employées en thérapeutique humaine les injections massives. Peu à peu, en présence de résultats inespérés, la méthode se propagea et un certain nombre d'affections sont à l'heure actuelle traitées par ce moyen. Nous les présenterons dans l'ordre suivant : 1° l'infection générale proprement dite; 2° le typhus exanthématique; 3° les infections à manifestations érysipélateuses; 4° la fièvre puerpérale; 5° la péritonite; 6° le choléra; 7° le tétanos; 8° la pneumonie.

Les trois premières de ces affections peuvent être considérées comme des maladies générales, les autres, la fièvre puerpérale, la péritonite, le choléra, la pneumonie reconnaissent un point de départ plus localisé qui est suivant les cas l'utérus, le péritoine, l'intestin ou le poumon.

Cette division est *purement artificielle*, nous ne la proposons que pour *faciliter le classement* des infections que nous passons en revue, sans trancher en rien du caractère plus ou moins général de ces maladies.

OBSERVATION VII

(Voir figure 3)

Cette observation inédite a trait à un cas d'infection générale observé par M. Delbet.

La nommée B... (Pierrette), entra le 6 juin 1896 à l'hôpital

Laënnec. Elle est âgée de 36 ans, ne présente rien de particulier
dans ses antécédents héréditaires; elle-même, à part une fièvre
typhoïde faite il y a six ans, a toujours été bien portante. Elle a

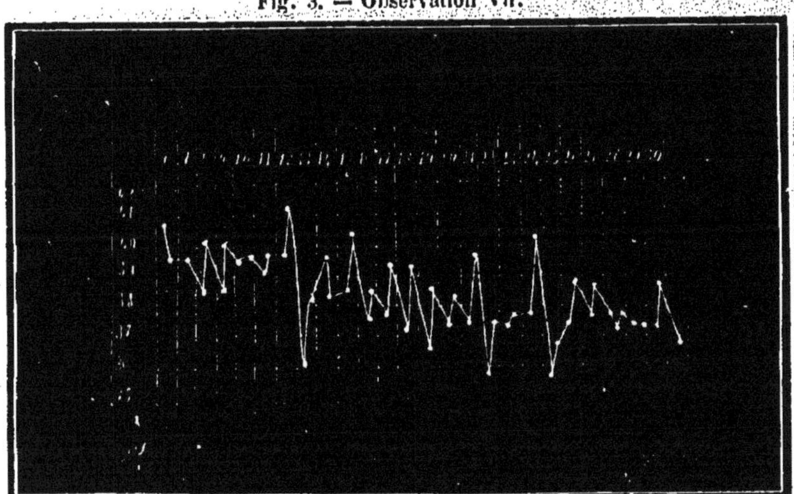

Fig. 3. — Observation VII.

eu quatre grossesses, les quatre enfants, dont le dernier a 7 ans,
sont bien portants.

La maladie actuelle a débuté il y a un mois par de la fatigue,
de l'asthénie et des frissons. Il y a 15 jours, une céphalalgie vio-
lente, accompagnée d'une toux quinteuse, de vertiges et d'an-
goisse cardiaque, la força à s'aliter. Un médecin de la ville dia-
gnostiqua à cette époque une grippe légère à pronostic favorable.
Cependant la fièvre augmenta, en même temps que la prostration ; des douleurs apparurent au genou droit et à l'épaule gauche, et la malade entra en médecine à Laënnec chez M. Gingeot.

Le 6 juin, à son entrée, on constate une température de 40°,8,
de la céphalalgie, en même temps, des douleurs vives siègent
à l'épaule gauche, au genou droit, au deuxième orteil droit et
à l'index droit.

Ces diverses articulations sont rouges et indurées ; en même temps l'œil droit est le siège d'une ophtalmie purulente.

Il n'y a pas de troubles digestifs, on ne note ni lésions cardiaques, ni albumine. M. Gingeot porte le diagnostic de septicémie grave de cause inconnue, déterminant plusieurs arthrites infectieuses. Il prescrit 0 gr. 75 de sulfate de quinine, qu'il remplace trois jours après par 3 gr. d'antipyrine. Malgré cette médication, la température oscille entre 39 et 40° jusqu'au 12 juin. M. Delbet est alors appelé à voir la malade en raison de la fièvre qui atteint 41°,2. Il conseille l'hématocatharsise. Cette dernière est effectuée le soir par M. Deguy, interne du service. Il injecte 1,500 gr. dans la basilique droite, et la température tombe de 41°,2 à 36°,4 le lendemain matin.

Le 13 juin, au soir, la température remonte à 38°,2. Elle atteint 39°,1. Le 14, M. Deguy pratique un nouveau lavage de 1,500 gr., mais la fièvre reste à 38°. Le 15 juin, la température monte à 40°,1, un lavage de 1,500 gr. la fait tomber à 37°,6. Mais pendant ces quelques jours, les articulations malades ont évolué vers la suppuration, le globe oculaire subit, lui aussi, la fonte purulente, aussi la malade est-elle, le 16 juin, passée en chirurgie, salle Chassaignac, n° 21, dans le service du Dr Nicaise, suppléé par M. Delbet.

Ce dernier commence par évacuer les diverses collections purulentes collectées chez cette malheureuse. En une seule séance, il pratique successivement :

1° L'énucléation de l'œil droit ;

2° L'arthrotomie du genou droit ; une grosse collection articulaire et péri-articulaire est ouverte ;

3° L'arthrotomie de la première articulation phalangienne du deuxième orteil droit. Une petite collection purulente est vidée ;

4° L'arthrotomie de l'articulation métacarpo-phalangienne de l'index droit, donne jour à une nouvelle poche purulente ;

5° Un gros phlegmon circonscrit est ouvert sous le grand fessier gauche par deux incisions, siégeant l'une à la face externe de la cuisse, l'autre près du coccyx.

La douleur et l'empâtement au niveau de l'épaule gauche ayant beaucoup diminué, l'arthrotomie n'est pas faite·

La température est de 38°,5 le soir.

Le 17 juin la température oscille entre 37°,8 à 39°,4. On ne fait pas de lavage, étant donné l'état général qui est bon. Mais le 18 la température ayant de nouveau atteint 39°,4, une injection intra-veineuse est décidée. Elle commence à 4 h. 10 ; la température est alors exactement de 39°7. Elle prend fin à 4 h. 35 ; on a injecté 1500 gr. Mais dès 4 h. 30, c'est-à-dire cinq minutes avant la fin de l'injection, la malade avait été prise de frissons qui ont duré un quart d'heure. A 5 h. le thermomètre marquait 40°,1. La fièvre n'était plus que de 39°,4 à 7 heures, et le lendemain matin la température était de 36°,4.

Le 19 et le 20 juin, la température n'ayant pas dépassé 38°8, aucun lavage n'a été pratiqué. Les quantités d'urine ont été de 1500 gr. environ par 24 heures.

Le 21 juin, la température monte à 39°,8. On pratique une injection de 1600 gr. Le thermomètre marque le lendemain matin 35°,6, la malade se trouve très améliorée, elle urine 2300 gr.

Le 23 juin la température reste à 37°,4, l'état général est bon, la malade urine 1150 gr.

Le 24 juin la température ayant atteint 40°,1, une hématocatharsise de 1600 gr. est pratiquée.

Le 25 juin. Température 35°,7, état général excellent. Les régions opérées sont en voie de cicatrisation.

Le 1ᵉʳ juillet, la malade peut être considérée comme guérie, les plaies sont cicatrisées, la température est normale.

Le 15 juillet la malade est complètement guérie.

Nous avons revu cette malade le 25 octobre, elle était très bien portante.

Cette observation nous montre l'influence du lavage sur la température, qui presque toujours redevient normale après l'hématocatharsise. L'état général de la malade était d'ailleurs excellent quelques heures après les injections, On eût dit que les phénomènes infectieux étaient momentanément suspendus.

Observation VIII

Infection générale. Observée dans le service du Dr Nicaise, suppléé par M. Delbet.

Une petite fille de 15 ans était en traitement depuis plusieurs mois pour une tumeur blanche non suppurée du genou droit.

Fig. 4. — Observation VIII.

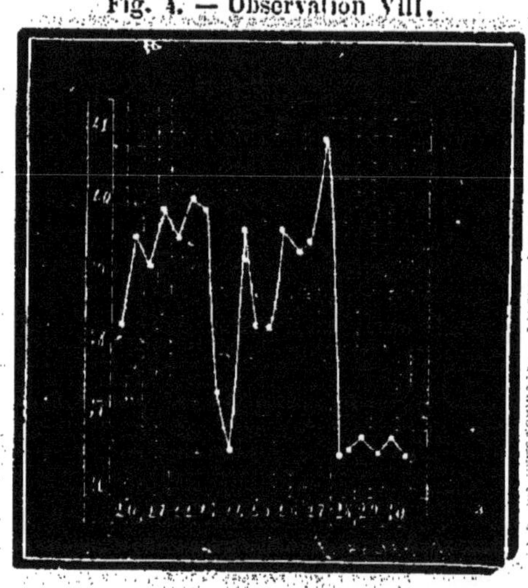

Le 20 janvier 1896, elle fit une élévation de température motivée par l'apparition d'une angine à points blancs. Mais le 23, la température s'abaissait et le 21 au matin on la considérait comme guérie. Elle fut alors prise dans la journée d'un frisson intense et la température monta à 39°,7.

Le lendemain le thermomètre marque 38°,4. La malade est très abattue, la face est rouge, la langue sèche, la peau ardente et le genou depuis longtemps indolent, est devenu légèrement douloureux. Il n'y a cependant du côté de ce genou aucune modification appréciable. Du côté du thorax, on trouve un peu de matité à la base du poumon droit ; en même temps on perçoit un très léger souffle remontant dans l'aisselle. En somme discordance absolue entre les signes locaux et l'état général.

On applique des ventouses sèches et on prescrit un gramme d'antipyrine.

Le lendemain matin 26, la température est à 39,7, l'état général est grave, on perçoit quelques râles crépitants à la base droite. On prescrit 0,75 de sulfate de quinine. Le 27 l'état général étant le même, M. Merklen fut prié de bien vouloir examiner la malade. M. Merklen trouva également les lésions pulmonaires incapables d'expliquer la gravité de l'état général, il émit l'hypothèse qu'il s'agissait d'une infection consécutive à l'angine. M. Delbet me conseilla alors de pratiquer le lavage du sang que je pratiquai à quatre heures du soir. A ce moment l'état s'était encore aggravé, la température avait monté à 41°, il y avait 140 pulsations et 38 respirations à la minute.

J'injectai dans la basilique 1500 grammes de solution salée en dix minutes.

Cette injection dut être un peu trop rapide, car elle détermina vers la fin quelques bourdonnements d'oreille.

Un quart d'heure après, la malade eut un frisson accompagné d'un vomissement. Le résultat n'en fut pas moins heureux. En un quart d'heure la température s'abaissa de 1°,3.

Le pouls se ralentit, devint plus plein, la dyspnée diminua et la malade accusa presque immédiatement une sensation de bien-être extrême.

Le lendemain la température était à 36°,5 et n'est jamais remontée au-delà de 37. L'enfant avait évacué 1200 gr. d'urine. Elle est entrée d'un seul coup en pleine convalescence et la guérison a été rapide.

Les cultures faites avec le sang ont donné quelques microcoques n'ayant nullement l'apparence de streptocoques.

Le typhus exanthématique a lui aussi été traité par les injections intra-veineuses. C'est le D' Sapelier qui l'a expérimenté à la maison départementale de Nanterre. Sur douze cas considérés comme désespérés, il a eu six guérisons et six morts. Nous lui empruntons les exemples suivants :

OBSERVATION IX

Le nommé G... Valéry, 54 ans, maçon, malade depuis six jours, était depuis deux jours déjà dans un état de collapsus ne laissant aucun espoir.

Il avait le 3 avril 40° et 120 pulsations. Les membres étaient contracturés, la face et les conjonctives injectées et le trismus qui avait *toujours* annoncé la mort à brève échéance existait depuis 24 heures. On lui fit le soir une injection de 300 grammes de sérum artificiel, le malade reprit connaissance. Le lendemain la température avait baissé d'un degré et demi, le trismus avait disparu. Le 4 et le 7 avril nouvelles injections de 300 grammes chacune.

Les symptômes graves ont disparu d'une façon étonnante, les contractures ont disparu, le malade commence à manger. Les injections furent continuées jusqu'au 11 avril à cause de l'état adynamique du malade. Mais le 13 au matin le malade mourait avec une ascension brusque à 39,4 après être resté quatre jours sans fièvre, prenant de la nourriture et par conséquent en pleine convalescence.

L'autopsie a montré l'existence d'une pneumonie massive à la période d'engouement, occupant la moitié du poumon gauche.

OBSERVATION X

L... Eugène, 53 ans, journalier, entré le 29 mars 1893, sorti le 18 mai 1893.

Ce malade atteint de typhus exanthématique se trouvait le 3 avril dans un état presque désespéré. La température était de 40°,6. On fait une injection de 600 grammes. L'état général s'améliore et le lendemain matin la température est de 35,4. Le 5 avril le thermomètre marque 39,4, on fait une injection de 300 grammes. La température tombe à 37,6. Les injections sont continuées jusqu'au 9 avril, époque à laquelle la température est demeurée normale. Les symptômes graves ont disparu et il sort guéri le 18 mai.

Le cas suivant dû à M. Pierre Delbet est un type d'injection générale à manifestations érysipélateuses.

Observation XI

(Voir figure 5).

C... Lucien, âgé de 15 ans et demi, entre à Laënnec le 18 décembre 1894. Il a eu il y a quinze jours sur la nuque, juste à la naissance des cheveux, un petit abcès incisé et pansé en ville.

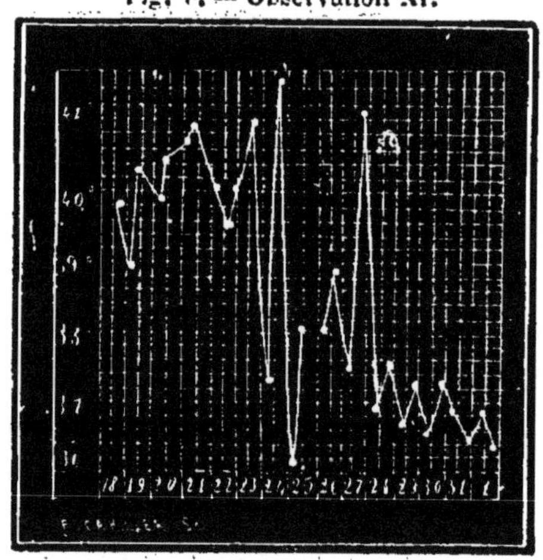

Fig. 5. — Observation XI.

Il présente à ce niveau une plaie peu profonde, longue d'un centimètre, mais recouverte d'un enduit grisâtre. Il entre à l'hôpital le soir, se plaignant de maux de tête et d'une douleur cuisante autour de la plaie. La température axillaire est de 39,8.

Le lendemain il a 39°. La céphalalgie et la prostration sont très accentuées. Toutefois le malade répond encore aux questions. L'examen des divers appareils ne révèle aucune lésion.

On ne constate rien qu'une légère rougeur lymphangitique autour de la plaie. Le soir la température monte à 40°,3.

Le 20 décembre, l'état général est très grave. La température est à 39,8 le matin et monte à 40,4 le soir. La plaque lymphangitique s'est notablement étendue. Dans le dos elle présente les caractères d'une plaque de lymphangite, tandis que du côté de la nuque, elle rappelle l'aspect d'une plaque d'érysipèle.

Le 21 dans l'après-midi, l'état général s'est aggravé. On injecte à 8 heures du soir, 30 grammes de sérum antistreptococcique de Roger. Le lendemain 22, l'état est le même, l'éruption a envahi la face.

Le malade présente l'aspect d'un érysipélateux ; il tousse un peu et l'on entend à l'auscultation quelques râles de bronchite.

Aux injections de sérum antistreptococcique, on joint des injections intra-veineuses de solution salée. On injecte matin et soir 30 grammes de sérum antistreptococcique et 500 grammes de sérum artificiel. Deux heures après chaque injection de sérum, le malade a un grand frisson. Le soir la température est de 39,6, mais elle remonte le lendemain matin, 23 décembre, à 40°, et atteint le soir 40°,9 malgré les injections de sérum antistreptococcique et de solution salée. Le boursouflement érysipélateux est dans son plein ; le soir on n'injecte pas de sérum antistreptococcique mais on fait passer dans la veine un litre de solution salée.

Le lendemain matin la température tombe à 36,1. Bien que l'état général soit notablement amélioré on fait une injection intra-veineuse d'un litre, puis une seconde le soir, la température étant remontée à 38.

Le 26, l'éruption pâlit et l'état général étant satisfaisant, on ne fait pas d'injection.

Le 27, la température matinale est de 37,3. Le malade se sent bien ; mais le soir, la température étant remontée à 41°, on fait une injection de 1200 grammes.

Le lendemain matin le thermomètre marque 36°,8. Le malade a rendu en vingt-quatre heures 2250 grammes d'urine. La desquamation continue, néanmoins on fait une injection intra-veineuse d'un litre. Le soir, température 37,4.

Le 29, l'état général est excellent. Bien que la température ne dépasse pas 37, on fait par précaution une injection intra-veineuse d'un litre. Le malade entre en pleine convalescence, et sort quelques jours après complètement guéri.

Les cultures faites avec le sang, n'ayant donné que quelques rares microcoques, on s'explique le peu d'efficacité du sérum antistreptococcique. En effet, le premier abaissement de température, celui du 24, a suivi une seule injection intra-veineuse de sérum artificiel ; le second s'est produit à la suite d'une injection simultanée des deux sérums ; le troisième celui du 28 a suivi une simple injection de 1200 grammes de sérum artificiel.

Dans les observations qui précèdent, l'hématocatharsise semble avoir abaissé d'une part la température, relevé d'autre part l'état général. Nous allons aborder l'étude d'affections portant plus particulièrement sur un organe, et voir si ces résultats heureux s'y rencontrent également.

Les observations suivantes ont trait à des cas d'infection puerpérale.

Observation XII (inédite).

Recueillie dans le service du Dr Delbet.

La nommée H... Marie, âgée de 27 ans, cuisinière, entre le 8 juin 1896 à l'hôpital Laënnec. Toujours bien portante, antérieurement, est accouchée le 23 mai 1896 pour la première fois. Après l'accouchement, fait en ville par une sage-femme, elle a ressenti des douleurs dans le ventre, a eu des hémorrhagies et de la fièvre. Le 8 juin au soir, à son entrée, elle est pâle, anémiée, les lèvres sont sèches, la langue rouge et sèche. L'utérus est gros et douloureux, le col laisse échapper des liquides sanieux. T. 39°,1.

Le 9 juin, la température est de 38°, mais l'état général est le même.

On fait après dilatation par les bougies d'Hegar un curettage et une injection intra-utérine de chlorure de zinc à 30 pour 100. Le soir après une nouvelle injection intra-utérine de sublimé à 1 pour 4000, la température tombe à 37°,3.

Le 10 juin, l'état général s'aggrave. T. 39° ; 120 pulsations, on fait une nouvelle injection intra-utérine de chlorure de zinc et on pratique l'hématocatharsise.

L'injection intra-veineuse est de 1200 gr. Elle commence à midi et prend fin à midi quinze. Pendant l'opération la respiration s'étant accrue de 22 à 36 inspirations par minute, la malade accusait quelques étouffements. Par contre le pouls de 110 était tombé à 100 et était devenu plein et régulier. Un frisson qui a duré un quart d'heure a suivi l'injection. Le soir la température ayant quand même atteint 40°,8. 1400 gr. de sérum furent de nouveau injectés.

Le 11 juin, la température tombe à 37°. La langue est humide, l'état général bon, il n'y a que 80 pulsations. La malade a uriné 4150 gr. en 24 heures. Il y a 11 gr. 53 cent. d'urée par litre.

La température resta depuis toujours normale et la malade sortit complètement guérie le 23 juin.

Pour apprécier leur toxicité on injecta à deux lapins les urines rendues après le lavage du sang. On a malheureusement négligé de faire avant le lavage la même expérience.

Le premier lapin pesant 2550 gr. reçut en 25 minutes 120 centimètres cubes d'urine, il fut pris de convulsions et mourut immédiatement.

Le second lapin pesant 2420 gr. reçut en 40 minutes 190 centimètres cubes d'urine. Il succomba dans des convulsions.

Dans ces deux expériences, l'urine était poussée dans la veine de l'oreille à la dose de 20 centimètres cubes à la fois, toutes les cinq minutes environ.

OBSERVATION XIII (inédite).

Observée par M. Delbet.

H... Gertrude, âgée de 38 ans, femme de chambre, entre le 21 juillet 1896 à Laënnec.

Accouchée depuis six jours cette femme dès le lendemain de l'accouchement a été prise de frissons, de vomissements accompagnés de fièvre. M. Delbet appelé à la voir la fait transporter à l'hôpital où elle arrive le soir du 21 juillet.

Elle est dans le coma, la langue est sèche, la fièvre atteint
40°.

Le 22 juillet le thermomètre marque 40,8 ; on fait un lavage
du sang de 1100 grammes ; néanmoins la fièvre restant la même
on renouvelle le soir le lavage, et le lendemain matin 23 juillet
la température est de 38,6. La malade ne reprend pas connaissance. Le 23 juillet au soir, la température atteint 40°,9.

On injecte de nouveau 1200 grammes de sérum dans les
veines. La température baisse d'un degré le lendemain matin,
mais l'état général reste déplorable. La malade ne reprend pas
connaissance. Elle meurt le 25 juillet avec une température de
40,8, sans être sortie du coma.

Dans ce cas absolument malheureux, le lavage du sang a eu
pour seul effet d'abaisser la température.

Dans les infections péritonéales, souvent les résultats
du lavage du sang furent inespérés. Nous empruntons à
la thèse du Dr Simon les exemples suivants :

OBSERVATION XIV

Femme de 21 ans, couturière. Pyosalpinx volumineux. Hystérectomie vaginale le 1er décembre 1893.

Le 2 décembre, nuit très agitée, symptômes de péritonite,
vomissements, pouls rapide, ballonnement du ventre, langue
sèche ; injection intraveineuse de 800 grammes de sérum artificiel, purgation.

Le lendemain la malade va mieux, elle guérit au bout de trois
semaines.

OBSERVATION XV

Femme de 31 ans. Double pyosalpinx très infecté. Hystérectomie vaginale le 14 septembre 1895.

Au bout de deux jours vomissements porracés, ballonnement du ventre, pouls petit, filiforme. Malade absolument perdue. Réouverture du ventre. Drainage abdomino-vaginal. Deux injections intraveineuses de 1200 et 1500 grammes dans les veines du bras. Guérison inespérée après sept jours de lutte acharnée.

Dans le choléra, le lavage du sang a donné des résultats inespérés. MM. Bosc et Vedel ayant étudié minutieusement l'action de l'hématocatharsise dans cette redoutable maladie nous leur prendrons les exemples suivants :

OBSERVATION XVI

Publiée par MM. Bosc et Vedel.

Le 19 juin 1893, chez une femme de 38 ans se déclare un choléra avec tous les symptômes accompagnant la forme grave, vomissements, crampes, cyanose, refroidissement des extrémités, pouls inperceptible et température axillaire à 34°.

A cinq heures saignée de 250 grammes suivie d'une injection intraveineuse de deux litres de sérum artificiel en quatorze minutes.

A la fin du premier litre la physionomie redevient bonne, le pouls est bon, il y a 110 pulsations. A la fin du second litre le pouls est à 105. L'état général est redevenu bon.

Une demi-heure après l'injection la malade est prise d'une fièvre intense et claque des dents. La température monte à 40°. La respiration est haletante. Peu à peu les frissons disparaissent, la température baisse et à 7 heures et demie du soir elle est de 37.3. La malade va très bien. Elle a encore présenté le lendemain un peu d'abaissement de température; cet abaissement n'a duré que peu de temps et dès le 21 juin elle entrait franchement en convalescence; elle a guéri sans incident.

Le sérum sanguin retiré de cette malade était très toxique. Il a tué des lapins à la dose moyenne de 5 cc.5 par kilogramme du poids du corps.

OBSERVATION XVII

Publiée par M. Bosc.

Un homme de 40 ans est pris de choléra très grave. Algidité, cyanose, crampes, opisthotonos, attitude cadavérique. Pouls 160 à peine perceptible. Saignée de 250 grammes suivie d'une injection de 2500 grammes de sérum artificiel en vingt minutes. Pendant l'injection, amélioration rapide, le malade se réchauffe, la cyanose diminue. A la fin de l'injection, le pouls est devenu bon à 120 pulsations; il se produit de la diarrhée.

Une demi-heure après l'injection, frisson intense, température rectale 39°,3. A quatre heures du soir, c'est-à-dire cinq heures après l'injection, la température est de 38°, le pouls est bon à 110 pulsations par minute.

Le lendemain, l'état s'est amélioré; il y a encore eu, pendant un instant, un peu de cyanose, mais ce trouble a été passager et le malade guérit sans nouvelles injections.

Heureux aussi ont été les résultats de l'injection intra-veineuse dans le tétanos. Les cas suivants ont été publiés par M. Tuffier :

OBSERVATION XVIII

En 1892, un malade ayant reçu un coup de pied de cheval à la région orbitaire droite, entra à l'hôpital Beaujon. La plaie était cicatrisée, lorsqu'au troisième jour se montra du trismus, et un tétanos se déclara. Le chloral, la morphine, l'enveloppement ouaté n'empêchèrent pas les contractures de se généraliser et les spasmes laryngés de se produire. Avec MM. Chantemesse et Widal, le lavage du sang fut décidé. Le malade étant en épisthotonos, M. Tuffier fit une saignée de 500 gr. et injecta 1,200 gr. de sérum artificiel. Dans la même journée, il y eut cessation de contractures, et le lendemain matin persistait seule une difficulté à écarter les mâchoires. Mais le surlende-main, le trismus et les contractures ayant reparu, on fit une nouvelle saignée de 700 gr., suivie d'une injection de 1,200 gr. Dès le soir de ce même jour, il ne restait plus qu'un peu de trismus qui ne tarda pas à disparaître, si bien que trois jours après le malade était presque guéri. Un an plus tard ce malade fut revu, il était bien portant.

Dans le cas suivant (Obs. XIX), il s'agit d'un employé de chemin de fer qui, cinq jours après avoir eu la main écrasée par un pilon, fut pris d'un tétanos à début cervico-facial.

Devant l'échec du traitement ordinaire, M. Tuffier eut recours à des injections de sérum artificiel précédées de deux saignées d'environ 600 gr. La guérison a été complète.

On avait craint que les lésions pulmonaires ne fussent une contre-indication à l'injection massive. Si l'injection est intra-veineuse et rapide, il survient parfois une sensation d'étouffement accompagnée de dyspnée, peu faite pour encourager à passer outre aux lésions pulmonaires.

L'injection sous-cutanée, au contraire, ne produit pas ces phénomènes, aussi est-ce à elle qu'a eu recours M. Bosc dans l'observation suivante :

OBSERVATION XX

Publiée par M. Bosc.

Une femme de 65 ans, atteinte d'un peu de bronchite chronique, est prise, le 23 février, d'un malaise généralisé.

Le 25, on la trouve haletante, la face pâle, le pouls fréquent et petit.

La température est de 38°. Aux deux sommets en arrière, on trouve de la matité et des râles crépitants fins. Dans la soirée, l'état s'aggrave. Dyspnée intense. T. 38°,2. P. 120° dépressible. Peau moite. On prescrit des ventouses, de l'ipéca, comme boisson du lait et du rhum.

Le 26 et le 27, l'état s'aggrave, les phénomènes de congestion s'accentuent et indiquent une hépatisation nette, et le 27 au matin la température axillaire est de 39°,5. Il y a 40 respirations par minute et 125 pulsations, les urines sont rares et contiennent peu d'urée, peu de chlorures et de fortes traces d'albumine.

A 4 heures et demie du soir, la malade est moribonde ; cyanose de la face et des extrémités, pouls 120, intermittent et dépressible. On fait une saignée de 200 grammes et en même temps on procède à une injection sous-cutanée de 600 cc. de sérum artificiel à la température de 39°.

Pendant cette injection qui a duré vingt minutes la malade se remet peu à peu, à la fin de l'injection elle accuse un sentiment de bien-être. La respiration est *beaucoup plus facile* que précédemment.

Après l'injection, période de réaction qui dure environ deux heures et où la température axillaire atteint 40,5.

A 8 heures du soir, le thermomètre marque 37,6, le pouls est à 125, les respirations sont tombées de 41 à 32.

Les urines émises le lendemain 28, ont été beaucoup plus abondantes, et l'amélioration s'est maintenue jusque dans l'après-midi du 28. Ce jour-là, vers 5 heures du soir, la malade se cyanose de nouveau, le pouls est petit intermittent. On trouve des râles crépitants et une respiration soufflante aux deux sommets, des râles d'œdème sont de plus disséminés dans les poumons. Nouvelle injection de 600 grammes dans le tissu cellulaire sous-cutané. Pendant l'injection le pouls demeure fréquent, mais les intermittences disparaissent, la respiration s'améliore.

Le 1er mars la malade tombe dans le coma, les injections de caféine n'ont aucun effet et l'on fait à 4 h. 1/2 une nouvelle in-

jection sous-cutanée de 50 cc. Le pous se relève, mais la température, au lieu de monter comme à la suite des infections
précédentes, s'abaisse et tombe de 37,3 à 36,5 une heure après
l'injection.

La nuit fut relativement bonne, mais le lendemain l'affaisse-
ment augmenta et la mort survint le 3 mars.

A l'autopsie on trouva une pneumonie des deux sommets
avec un œdème généralisé du reste du poumon. Tous les organes étaient congestionnés.

Le sérum sanguin provenant des saignées pratiquées sur
cette malade a tué un kilogramme de lapin aux doses de 6
et 7 cc.

En résumé, les injections de solution salée paraissent mani-
festement avoir pendant cinq jours prolongé la vie de cette
femme. En tout cas elles provoquaient toujours une diminution
de la dyspnée. Si on tient compte de l'état des poumons atteints
à la fois de pneumonie double et d'œdème, il faut avouer que
les lésions pulmonaires ne sont pas une contre-indication aux
injections salines, quand ces dernières sont faites *doucement
dans le tissu cellulaire.*

La pneumonie sera la dernière des maladies infectieuses
chez qui nous aurons étudié les effets du lavage. A l'heure
actuelle de nombreux essais sont cependant tentés dans
plusieurs autres infections :

La phlegmatea alba dolens, par exemple, la rage et
la tuberculose.

Les résultats ne nous ont pas paru assez concluants,
les observations sont d'autre part trop peu nombreuses
pour recommander l'hématocatharsise dans ces affections.
Il faut attendre de nouveaux essais.

Nous avons présenté seulement les maladies où l'injection massive semble avoir une influence heureuse, influence que nous croyons évidente.

Il est un état que l'on désigne sous le nom de choc et qui suit les grands traumatismes et parfois les grandes opérations chirurgicales. Cet état qui semble être le résultat de plusieurs facteurs : commotion nerveuse, perte de sang et probablement infection, a pu, du fait de ces deux dernières causes, et a été traité avantageusement par le sérum artificiel.

L'observation que nous publions a été rapportée par M. Lejars de la *Presse médicale*.

OBSERVATION XXI

Une femme de 21 ans entra à l'hôpital Beaujon pour être opérée d'un kyste volumineux de l'ovaire. Son état général était très mauvais. Elle était pâle, amaigrie, sans appétit. L'opération fut pratiquée le 11 avril 1896. Elle fut très laborieuse et pendant l'extraction de la tumeur un peu de liquide glissa dans le péritoine, il fut rapidement épongé. Drainage à la Mickulicz. Des injections sous-cutanées de sérum artificiel furent faites avant, pendant et plusieurs heures après l'opération. La situation qui paraissait bonne le lendemain matin s'aggrava vers 7 heures du soir. T. 38°,6. Pouls petit, imperceptible. Extrémités froides. Gêne respiratoire, intense. Vomissements. Séance tenante on pratique une injection intra-veineuse de 3 litres et demi en 20 minutes. Elle ne détermine qu'un léger accroissement de dyspnée seulement vers la fin et un peu d'agitation. A 10 heures nouvelle injection de deux litres. Le lendemain la situation est très bonne. T. 37. Pas de vomissements. Les accidents ne reparaissent plus et la malade guérit normalement.

Débarrassant l'organisme des toxines microbiennes, il était à présumer que le lavage pourrait retirer de notre corps les poisons que fabriquent nos divers tissus, autrement dit, l'injection massive pourrait être utile dans l'urémie.

Le cas suivant en est un exemple remarquable, car il montre deux choses : la première c'est qu'une urémie grave put être guérie par l'injection, la seconde c'est qu'une lésion rénale n'est pas une contre-indication. Nous conseillons toutefois d'employer dans ces cas l'injection sous-cutanée.

OBSERVATION XXII

Publiée par M. Bosc dans la *Presse médicale*.

Un hémiplégique, âgé de 42 ans, fut pris le 3 mars 1893 d'une anasarque très prononcée remontant jusqu'au niveau du thorax. Rapidement la face est envahie et l'œdème se généralise. Cet homme était atteint depuis un certain temps de néphrite parenchymateuse. Les urines rendues en 24 heures sont de 1000 cc. D. 1014. Urée 13,5 par litre. Chlorures 5, albumine 12,5. Le malade vomit fréquemment. Le lendemain l'œdème a encore augmenté, il existe un état semi-comateux. L'abdomen est bal-

lonné et on entend à l'auscultation un dédoublement du deuxième temps. Régime lacté absolu. Ce jour-là : urines 1050. Urée
12 grammes. D. 1015. Albumine 12 grammes. Chlorure 59 grammes.

Le 5 mars. — L'état s'aggrave, il n'y a que 900 centimètres
cubes d'urine.

Le 6. — Somnolence très marquée avec délire par moment.
Pouls 81, faible et dépressible. T. axillaire 36°,3.

A 4 heures du soir on fait une injection sous-cutanée de
200 cc. de sérum, une heure après la température est à 37°,3,
le pouls à 88°. La nuit du 6 au 7 est bonne, le malade a dormi.

Le lendemain matin l'état général est bon, le malade a uriné
plus souvent. Il a rendu dans les 24 heures qui ont suivi l'injection 1100 grammes d'urine. Urée 13 grammes par litre. Albumine 10 gr. 50.

Le 8, au matin l'état s'aggrave, diarrhée abondante, il n'y a
plus que 650 cc. d'urine, aussi le malade redevenant somno-
lent on fait à 5 heures du soir une injection sous-cutanée
de 150 cc. Le seul résultat est de rendre le pouls calme et régulier avec 90 pulsations.

Le 9 au matin, l'état général restant mauvais, injection de
200 cc. de sérum artificiel.

Le 10, amélioration très marquée. L'œdème diminue, il a disparu en totalité aux mains et à la face. Diarrhée intense. Urines
rares.

Les jours suivants, l'amélioration s'accentue, l'anasarque dis-
paraît et le malade guérit de son attaque d'urémie.

Une autre lésion de l'appareil rénal a récemment été
traitée avec succès par les injections de sérum.

OBSERVATION XXIII

Il s'agit d'un homme de 33 ans à qui M. Delbet fit pratiquer par son interne Heresco une uréthrotomie externe pour un phlegmon périnéal. L'opération réussit et la fièvre tomba. Mais au bout de quelques jours la température remonta, les urines devinrent franchement purulentes. Une injection intraveineuse de 1200 gr. fut pratiquée, elle *aggrava l'état du malade*, qui fut pris d'une abondante diarrhée; le cœur avait paru mal supporter l'injection. Quelques jours après on fit l'injection sous-cutanée, les résultats furent alors excellents et le malade s'améliora rapidement. Il est à l'heure actuelle encore en traitement et va selon toute probabilité guérir.

Il n'en est pas moins vrai que chez lui l'injection intraveineuse a eu de mauvais résultats, tandis que l'injection sous-cutanée en a donné d'excellents.

Dans un cas de lésion cardiaque publié par M. Chauffard dans le *Bulletin médical*, une mort survint pendant une injection intraveineuse destinée à relever la pression artérielle. Le cœur, fatigué ou lésé, ne semble pas pouvoir supporter la brusque élévation de la pression.

Dans un autre cas observé par M. Widal, un typhique ayant eu déjà deux fois des hémorrhagies traitées avec succès par les injections sous-cutanées, succomba pendant une injection intraveineuse pratiquée sans faute opératoire aucune. Ce malade, pendant l'injection, pâlit peu à peu et tomba en syncope. La mort semble avoir résulté de l'injection; en tout cas, cette dernière a eu une coïncidence malheureuse. A l'autopsie on trouva le cœur mou, sans aucune lésion d'orifice.

De ces derniers exemples il résulte que l'injection intra-veineuse doit être repoussée quand il y a des lésions ou simplement de la faiblesse cardiaque.

On doit s'en abstenir dans les lésions rénales et pulmonaires.

Certaines maladies graves comme la fièvre typhoïde ne doivent pas être traitées par ce procédé qui semble demander à l'organisme une réaction dont ce dernier est incapable.

En d'autres termes nous croyons qu'il faut renoncer à l'injection intra-veineuse quand on peut attendre une heure ou deux, et recourir à la méthode sous-cutanée dont l'effet bien que *plus lent* est *tout aussi sûr*.

L'injection sous-cutanée n'a, à notre connaissance, donné lieu à aucun accident de ce genre.

CONCLUSIONS

1° Les injections doivent être faites avec de l'eau stérilisée contenant sept grammes pour 1000 de chlorure de sodium. La solution quand on l'injecte doit être portée à 37° centigrades.

2° Bien qu'altérant légèrement les globules rouges, ces injections sont sans aucun danger chez l'individu bien portant pourvu qu'elles ne soient pas trop rapides. La vitesse maxima d'injection est de trois centimètres cubes par minute et par kilogramme de l'individu injecté. On peut ainsi injecter plusieurs litres à un homme de taille moyenne.

3° Dans le tissu cellulaire l'injection est facile et dans tous les cas absolument inoffensive ; dans les veines elle est très délicate. Par contre elle agit plus rapidement par cette seconde voie mais elle y est parfois *très dangereuse*.

4° Les injections massives sont employées surtout dans les hémorrhagies et les infections. Dans ces deux cas on injecte généralement de 1000 à 1500 grammes.

5° Dans l'hémorrhagie, cette méthode agit : 1° en relevant la pression artérielle ; 2° en permettant au sang encore contenu dans les vaisseaux de circuler ; 3° elle a enfin une action hémostatique certaine.

Dans la thérapeutique des hémorrhagies elle a donné des résultats brillants.

6o Dans les infections le mode d'action est encore mal connu. Il est probable que l'injection aide d'une part à l'élimination des toxiques et active de l'autre la phagocytose.

La aussi, les résultats sont heureux. Les infections générales, la péritonite, la fièvre puerpérale, le choléra, le tétanos, l'état de shok semblent au plus haut degré justiciables de cette méthode. Il est probable que le nombre des maladies infectieuses soumises à ce traitement va s'accroître rapidement.

7o Les intoxications telles que l'anémie et l'éclampsie semblent devoir en bénéficier.

8o Les lésions cardiaques, rénales et pulmonaires, certaines infections médicales graves semblent être une contre-indication de l'injection intra-veineuse, tandis que l'injection sous-cutanée n'en reconnaît aucune.

INDEX BIBLIOGRAPHIQUE

BENHAM, 1893. — Traitements de certains cas de Shok, par l'injection salée. Lanc. London, 1893, p. 887.

BLACKE, 1839. — Substances salines injectées dans le système circulatoire. Arch. gén. de méd., 1839.

BOUCHARD. — 1° Thérapeutique des maladies infectieuses ; 2° auto-intoxications ; 3° archives de physiologie, 1889.

BOSC. — Grandes injections salées. Presse médicale, 16 mai 1896.

BOSC et VEDEL. — Effets des injections salines. Congrès de médecine de Nancy, août 1896.

BARRÉ. — Effets des injections salines dans les infections. Revue de thérapeutique, 1er juin 1896.

CARRÉ. — Injection saline dans un cas d'hémorrhagie. Brit. med. j. London, 1872.

CASTELLINO. — Congrès de médecine de Milan, 1872.

CHARRIN. — Société de biologie, 1896.

CHAUFFARD. — Injections intra-veineuses dans deux cas de tachycardie essentielle paroxystique. Bulletin médical, 1896.

DASTRE et LOYE. — Recherches expérimentales sur le lavage du sang. Archives de physiologie, 1888-1889.

DELBET (Pierre). — Recherches expérimentales sur le lavage du sang. Annales de gyn. et d'obst., 1889.

— Nouveau procédé d'hématothérapie. Académie de Médecine, 2 juillet 1895.

— Lavage du sang dans les infections. Presse médicale, 1896.

DURET. — Effet des grandes injections salines. Semaine gynécologique, 3 mai 1896.

DUJARDIN-BEAUMETZ. — Injection intra-veineuse de solutions salées. Bulletins de la soc. thérap., 1888.

FEULARD. — Valeur thérapeutique des injections de sérum de chien. Bulletins de la Soc. de dermatol. de Paris, 1891.

HARRINGTON. — Quelques cas d'injection salée dans les hémorrhagies. Boston med. j., 1886.

JAYLE. — Injections de sérum artificiel. Presse médicale, 4 janvier 1896.

LEJARS. — Injections massives de solutions salées. Presse médicale, 13 et 23 mai 1896.

MAYDL. — Emploi thérapeutique de l'injection salée, journal méd. de Vienne, 1887, page 165.

MAYET. — Injections intraveineuses et leurs indications. Lyon médical, 1891.

MOREL. — Transfusion d'eau salée dans les cas d'anémie aiguë. Revue méd. Suisse romande, 1888.

NEWMANN. — Hémorrhagies de la délivrance traitées par l'injection salée. Med. Rec. New-York, 1891.

PECKER. — Observations de lavage du sang. Presse médicale, 29 août 1896.

PORAK. — Injection de sérum artificiel dans l'éclampsie. Soc. obst. 1890.

RICHARDSON. — Injections salées dans le choléra. Lancet London, 1896.

ROUX (de Lausanne). — Injections intravasculaires d'eau salée. Archives de la Suisse romande, 1884.

SAPELIER. — Injection de sérum artificiel dans le typhus. Revue internationale de méd. et de chirurgie, 10 août 1896.

SIMON. — Thèse de Paris, 1896.

TUFFIER. — Injections salines dans le tétanos. Gaz. méd. de Paris, 16 mai 1896.

VIAULT. — Etude physiologique et pathologique des injections intraveineuses. Bulletin médical du Nord, Lille, 1875, page 483.

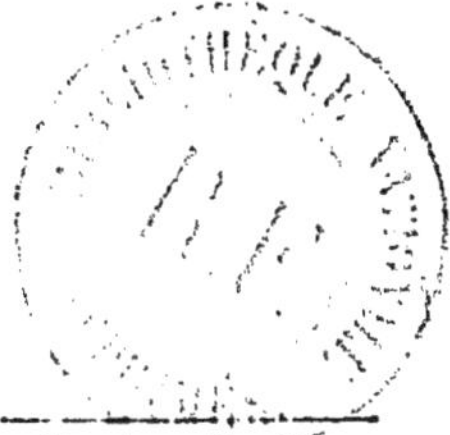

H. Jouve, Imp. de la Faculté de médecine, 15, rue Racine, Paris